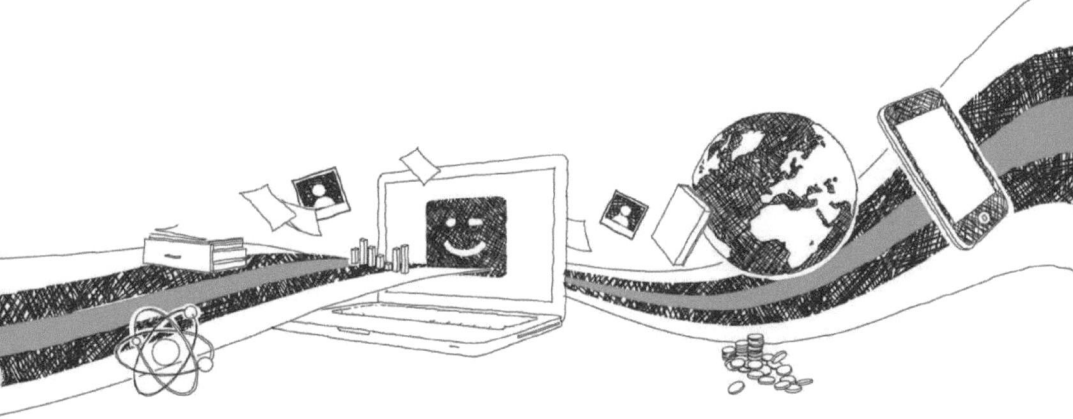
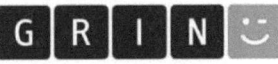

Joachim Golly

Pillen für den Kopf

Die Anfänge der Psychopharmakotherapie

GRIN Verlag

Bibliografische Information der Deutschen Nationalbibliothek:

Die Deutsche Bibliothek verzeichnet diese Publikation in der Deutschen National-
bibliografie; detaillierte bibliografische Daten sind im Internet über http://dnb.d-
nb.de/ abrufbar.

Impressum:

Copyright © 2011 GRIN Verlag GmbH
Druck und Bindung: Books on Demand GmbH, Norderstedt Germany
ISBN: 978-3-656-03519-0

Dieses Buch bei GRIN:

http://www.grin.com/de/e-book/180651/pillen-fuer-den-kopf

GRIN - Your knowledge has value

Der GRIN Verlag publiziert seit 1998 wissenschaftliche Arbeiten von Studenten, Hochschullehrern und anderen Akademikern als eBook und gedrucktes Buch. Die Verlagswebsite www.grin.com ist die ideale Plattform zur Veröffentlichung von Hausarbeiten, Abschlussarbeiten, wissenschaftlichen Aufsätzen, Dissertationen und Fachbüchern.

Besuchen Sie uns im Internet:

http://www.grin.com/

http://www.facebook.com/grincom

http://www.twitter.com/grin_com

Ruprecht-Karls-Universität Heidelberg

Institut für Geschichte und Ethik der Medizin

WiSe 2010/2011

Hauptseminar: Flüge über Kuckucksnester

Pillen für den Kopf

–

Die Anfänge der Psychopharmakotherapie

vorgelegt von:

Joachim Golly

Heidelberg, den 09. Februar 2011

INHALTSVERZEICHNIS

„Nachdem erste Chlorpromazinversuche im Jahr 1952 in Frankreich verschiedene medizinische Einsatzgebiete aufzeigen konnten, wurde der Wirkstoff schnell auch in der Psychiatrie außerhalb Frankreichs eingesetzt."[1]

In dem Zitat bringt Viola Balz in einem Satz auf den Punkt, was in der vorliegenden Arbeit genauer untersucht wurde. 1952 wurde das Chlorpromazin in Frankreich entdeckt, was die psychiatrischen Behandlungsformen von Grund auf erneuern sollte. Rasant verbreitete sich der neue Stoff in der ganzen Welt und kam in Deutschland als Megaphen am 01. Juli 1953 auf den Markt. Aufgrund seiner chemischen Struktur wurde in der Medikamentenforschung eine neue Disziplin gegründet – die Psychopharmakologie. Heute zählt die Liste der Psychopharmaka 496[2] chemische Stoffe an der Zahl. Doch die Forschung und das Anwenden der Psychopharmaka verlief in den letzten 59 Jahren nicht immer ohne Hürden. Negative Ergebnisse gelangten nicht an die Öffentlichkeit, Kritik am Einsatz der Medikamente, sie seien nur eine Ruhigstellung der Patienten und boten freie Betten für andere, wurde neben der Veröffentlichung der vielen starken Nebenwirkungen laut. Heute ist die Psychopharmakotherapie in Deutschland eine Therapieform, die unter strengen Regeln verläuft. Die Therapie von Psychosen oder Schizophrenien gehen neben der rein medikamentösen Behandlung oft einher mit Gesprächen in Einzel- oder Gruppentherapien.

I. Die Geschichte der Psychopharmaka:

Wenn man von *Anfängen* spricht, verweist dies auf einen Zeitraum, der nicht exakt zu fassen ist. So auch im Fall der Entwicklung und Erforschung der Psychopharmaka. Daher soll zunächst ein großer Schritt zurück in die Vergangenheit gemacht macht werden, um einen Einstieg in dieses Thema zu veranschaulichen.

Schon in der Antike war der Gebrauch von Heilkräutern und Essenzen für die Genesung von Krankheiten bekannt und wurden als Medizin angewandt. Im Mittelalter galt die Kräuter- und Heilkunde als ein Hexenwerk und wurde nicht selten mit Ketzerei bestraft. Dies hatte zur Folge, dass oft unschuldige Menschen auf dem Scheiterhaufen verbrannt wurden. Die wohl bekannteste unter allen Kräuterkundigen war Hildegart von Bingen, die den Verurteilungen der Inquisition nur knapp entgehen konnte. Als Reinhardus Lorchius im Jahr 1548 schließlich versuchte Psychopharmaka zu definieren, erklärte er es mit folgenden

---

[1] Balz, Viola: Zwischen Wirkung und Erfahrung – eine Geschichte der Psychopharmaka. Neuroleptika in der Bundesrepublik Deutschland, 1950-1980, Bielefeld 2010, S.123.
[2] http://www.onlineberatung-therapie.de/psychopharmaka/psychopharmakon/liste.html, (08.02.2011).

Worten: „Psychopharmacon, hoc est: medicina animae"[3]. Für ihn war ein *Psychopharmakon* ein Medikament für die Seele. Es war ein Mittel, das genau dort wirkt, wo er die Erkrankung vermutete, nämlich im Kopf des Patienten. Das Wort *Psychopharmakon* leitet sich ab aus dem Griechischen ψυχή für *Seele* und φάρμακον für *Arzneimittel*. Somit hatte Reinhardus Lorchius bereits vor rund 460 Jahren Recht mit der Behauptung, dass diese Art von Medikamenten im Kopf des Patienten wirken.

Heute definiert dern Arzt für Psychiatrie und Psychotherapie und ehemaliger Direktor der Psychiatrischen Klinik an der Universität Mainz Professor Otto Benker Psychopharmaka erweitert als

> „Substanzen, für die nach kurzfristiger oder langfristiger Gabe zweifelsfrei ein Effekt auf die Psyche nachweisbar ist [und sie] (...) in der Lage sind, Störungen im Transmitterhaushalt (...) soweit wie möglich zu normalisieren."[4]

Die Definition nach Benker ist eine Ambivalente. Einerseits sind nach ihm diese Medikamente Wirkstoffe, die auf die Psyche, also im Gehirn des Menschen wirken. Andererseits sind diese chemischen Zusammensetzungen dazu fähig, den Transmitterhaushalt zu regulieren.

Sowohl die erste allgemeine Hinleitung auf den Wirkungsort der Psychopharmaka durch Reinhardus Lorchius, als auch die wissenschaftlich klar definierte Bezeichnung dessen, was die Medikamente ausmachen und sie beschreiben, sind Erkenntnisse jahrelanger Forschung.

Dem zu Folge ist festzuhalten, dass die Anfänge der Psychopharmakotherapie in der Antike ihren Ursprung haben. Im Mittelalter wurde die heilende Wirkung bestimmter Kräuter weiterhin genutzt. Seit der Frühen Neuzeit gibt es eine erste klare Definition, wo Stoffe wirken. Aber erst heute, im 20. und 21. Jahrhundert lässt sich durch neuste zerebrale Forschungsmethoden gezielt aussagen, wie und wo genau Psychopharmaka wirken. Und erst die Erkenntnis über chemische Verbindungen und das Wissen und die Fähigkeit diese umzustrukturieren und zu verändern, brachte schließlich den revolutionären Erfolg der psychiatrischen Behandlung, wie sie heute möglich ist. In den Jahren zwischen 1953 und 1954 erkannte Mathilde Vogt die Übertragungsfunktion von Noradrenalin und Adrenalin zwischen den Synapsen im Gehirn. Für die Gehirnforschung war das bereits ein entscheidender Befund, der sich seitdem immer weiter entwickelt hat und heute als wichtige Basis zum Verständnis der Wirkungsentfaltung von Psychopharmaka im Gehirn gilt.

---

[3] Benkert, Otto: Psychopharmaka. Medikamente-Wirkung-Risiken, München [5]2009., S.11.
[4] Ebd., S.11 ff.

I.1. Was sind keine Psychopharmaka?

Wie bereits Professor Benkert in seiner Definition erklärt was Psychopharmaka sind, gilt es abzugrenzen was keine Psychopharmaka sind. Sonst könnte man nämlich annehmen, dass alle Stoffe, die psychotrop wirken, auch Psychopharmaka sind. Im eigentlichen Sinne sind sie das auch, allerdings nicht im Medizinischen. Ethanol beispielsweise ist zwar eine psychotrope Substanz, jedoch hat sie keine heilende Wirkung auf die Psyche und ist daher nicht als ein Psychopharmakon anzusehen. Ebenso gilt dies für die beiden illegalen Drogen Delta-9-Tetrahydrocanabinol (THC) und Lysergsäurediäthylamid (LSD). Letzteres sollte noch eine Nebenrolle in der Anwendung von Chlorpromazin spielen. Hierzu wird weiter unter Punkt III.3. noch etwas genauer eingegangen.

Schmerzmittel, Antiepileptika und Medikamente gegen Parkinson wirken zwar psychotrop, da sie einen Effekt auf die Psyche haben, sind jedoch keine Psychopharmaka im engeren Sinne der Wirkungsentfaltung von Psychopharmaka als Wirkstoff gegen Neurosen oder Schizophrenie.

Demnach gilt: Psychopharmaka sind psychotrope Stoffe, die eine heilende Wirkung auf psychische Störungen wie Neurosen oder Schizophrenien haben. Alle anderen Substanzen, die diesen speziellen Charakter nicht aufweisen können, sind also keine Psychopharmaka.

I.2. Die 4 Gruppen der Psychopharmaka

Wegen der zum Teil sehr eng definierten Einteilung von Wirksamkeit und Wirkungsspektrum von Psychopharmaka, orientiert man sich an den folgenden vier Gruppen: 1. *Antidepressiva*, die hauptsächlich Depressionen behandeln, aber auch Phobien und Zwangsstörungen bekämpfen können; 2. *Antipsychotika* werden vor allem bei Halluzinationen oder Wahnvorstellungen angewandt, können aber auch bei schweren Erregungszuständen eine beruhigende Wirkung entfalten; 3. *Anxiolytika* sind Medikamente, die allgemein als angstlösende Beruhigungsmittel definiert werden; und schließlich 4. *Hypnotika*, die als Schlafmittel bekannten Medikamente sind aus unterschiedlichen Substanzen zusammengesetzt.

II. Die *chemische Revolution*

Nachdem nun ein Überblick über Psychopharmaka, deren Geschichte und Definition gegeben wurde, soll im nächsten Abschnitt die Wegbereitung hin zu der *chemischen Revolution* von 1950 beschrieben werden.

Als der französische Chemiker Paul Chapentier im Dezember 1950 das Chlorpromazin entdeckte, konnte er vermutlich noch nicht ahnen, dass sein neuer Stoff bereits wenige Jahre später die Behandlung psychisch Kranker von Grund auf revolutionieren würde. Das Chlorpromazin verbreitete sich in den folgenden Jahren rasend schnell auf dem gesamten Weltmarkt und sein Erfolg schien tadellos bis kritische Stimmen laut wurden. Im Jahr 1969 nennt Manfred Bleuler bereits über 50 verschiedene Nebenwirkungen und Begleiterscheinungen des von Pierre Koetschet in den Anfängen noch als „ungiftiges, interessantes Produkt"[5] hoch gepriesen wurde. Doch auch er erkannte 1972, dass man zu blauäugig und willkürlich handelte, als man Proben von Chlorpromazin in die halbe Welt verschickte, um sie an Menschen zu testen. In einer akribischen Untersuchung der Heidelberger Patientenakten, in denen notiert wurde, wie die Patienten auf die *chemische Revolution* der 1950er Jahre ansprachen, veröffentlichte Viola Balz 2010 ihre Ergebnisse in dem Buch *Zwischen Wirkung und Erfahrung – eine Geschichte der Psychopharmaka. Neuroleptika in der Bundesrepublik Deutschland, 1950-1980.*

II.1. Unsicheres Vorantasten – auf der Suche nach dem Unbekannten

Wie oben erläutert, sind die Forschungen im pharmazeutischen Bereich bereits sehr alt und reichen lange zurück bis die Antike. Doch das hohe Interesse an der Entdeckung neuer chemischer Stoffe ist gerade mal rund 100 Jahre alt.

Die ersten Forschungsbereiche und Anwendungsgebiete waren zum einen im Bereich der *Phenothiazinen* zu finden. Der bekannteste Stoff unter ihnen war das Methylenblau, das gegen Ende des vorletzten Jahrhunderts als Mittel gegen Malaria oder starke Kopfschmerzen eingesetzt wurde. Bereits 1881 benutzte Paul Ehrlich Methylenblau zur Einfärbung von Zellen unter dem Mikroskop und setzte es 10 Jahre später auch als Medikament ein. In der Tiermedizin wurde mit Methylenblau Wurmbefall behandelt. Da die Behandlung mit diesem Stoff jedoch starke Nebenwirkungen mit sich brachte und sich in der pharmakologischen Forschung zunächst nicht etablierte, gelang das Interesse an diesem Stoff wieder in den Hintergrund. Man wendete sich ab von der Forschung und kam rund 40 Jahre später wieder auf sie zurück.

Zum anderen finden sich die Forschungen im Bereich der *Antihistaminika* wieder. Das sind Stoffe, die die Wirkung des körpereigenen Stoffes Histamin hemmen oder unterdrücken. Es

---

[5] Bangen, Hans, Christian: Geschichte der medikamentösen Therapie der Schizophrenie, Berlin 1992, S. 69- 107, S.78.

wird beispielsweise bei allergischen Reaktionen oder Juckreiz ausgeschüttet. Untersuchungen und Anwendungstest auf diesem Gebiet in den 1930er Jahren ergaben neben der hauptsächlich antihistaminen Wirkung eine sedative Begleiterscheinung auf das Gehirn der Patienten. In den Laboratorien der süd-französischen Firma Rhône-Poulenc wurde 1942 dieses Ergebnis bekannt und man versorgte umgehend die Soldaten im 2. Weltkrieg ausreichend mit dem Präparat Antergan. In den Folgejahren wurden unzählige Antihistaminika geschaffen. „Jährlich über 100 Artikel"[6] zählt der *Index Medicus* zwischen 1945-1950. Die Anwendungsgebiete der neuen Präparate waren sehr unterschiedlich. Von Schnupfen über Kopfschmerzen und Menstruationsbeschwerden, bis hin zur Seekrankheit und Lungenentzündung war beinahe jedes erdenkbare Unwohlsein Indikator für eine Behandlung mit Antihistaminika. Die sedative Nebenwirkung erkannten die zeitgenössischen Psychiater Daumezon, Cassan und Montassut zwar und wanden daraufhin die Präparate bei Schizophrenen und Manisch-Depressiven an, jedoch blieb der zu erwartende Erfolg aus und die drei Herrschaften gerieten wieder in den Hintergrund.

II.2. Promethazin als Wegbereiter des Chlorpromazins

Ein für die weitere Erforschung der Psychopharmaka sehr entscheidender Moment war die Synthese des *Promethazins*. Als man 1944 an der antihistaminen Wirkung der Phenothiazine arbeitete, konnte 1946 das *Promethazin* synthetisiert werden. Da es eine äußerst starke antihistamine Wirkung aufweist, wird es immer noch vertrieben und ist noch heute als Atosil auf dem Markt zu haben.[7] Der Stoff wurde von dem französischen Militärchirurg Henri Laborit bei Operationen angewandt, welche die Stress- und Schockzustände von Patienten mildern sollten. Er mischte zu seinem bereits bekannten *lythischen Cocktail*[8] Atosil hinzu und bemerkte sehr schnell eine Wirkung, die angstlösend, hypnotisch und temperatursenkend war. Zudem kam noch hinzu, dass es keine ungewünschten starken Nebenwirkungen aufwies, wie das bisher bei Operationen eingesetzte Morphium.

II.3. Promazin + Chlor => Chlorpromazin

Neben der Synthese des Promethazins gelang es Paul Chapentier das *Promazin* zu synthetisieren. Ein Schritt, der für die weitere Erforschung auf dem Gebiet der

---

[6] Ebd., S.76.
[7] Vgl., Rote Liste 2011.
[8] Der lythische Cocktail war eine Mischung aus dem Lokalanästhetikum Procain, dem Pfeilgift Curare, TEA und Atropin.

Psychopharmaka von sehr großer Bedeutung sein sollte, war getan. Da die Untersuchungen und empirischen Erkenntnisse ergaben, dass sich bei den Antihistaminika eine sedierende Wirkung entfaltet, rückte dieser Aspekt nun mehr und mehr ins Licht des Interesses der Forscher. Insbesondere das *Promazin* erweckte bei Paul Chapentier das Interesse sich seiner Erforschung voll und ganz hin zu geben. Als er im Dezember des Jahres 1950 das alles entscheidende Chloratom dem *Promazin* hinzufügte, war der Erfolg ganz auf seiner Seite – das *Chlorpromazin* war entdeckt.

Die Frage bleibt nun, wonach man denn suchte? War es Paul Chapentier bewusst, dass er exakt das Mittelchen finden würde, das die gesamte psychiatrische Behandlungsweise grundlegend verändern würde? War man auf der Suche nach der Stecknadel im chemischen Heuhaufen? Man kannte weder den Stoff, noch hatte Chapentier vermutlich bestimmte Erwartungen an sein chemisches Kind. Außerdem konnte er keine Ahnung haben über die bevorstehenden kritischen Stimmen, die sich noch an den Nebenwirkungen aufhängen sollten.

III. Ein Meilenstein in der Geschichte der Psychopharmakotherapie

Die Synthese des *Chlorpromazins* gilt als Anfang der modernen Psychopharmakologie und der damit einhergehenden Psychopharmakotherapie. Es markiert außerdem den Anfang der *Neuroleptika* und begründet somit eine ganz neue, bis dahin nicht existierende Gruppe von Medikamenten.

III.1. Neuroleptika – Die das Gehirn weich machen

Die namengebende Bezeichnung dieser Stoffgruppe wurde 1957 in Zürich auf dem *Internationalen Weltkongress für Psychiatrie* festgelegt. „Wir wählten die Bezeichnung ‚Neuroleptika'"[9]. Als Stoffe, die das Gehirn weich machen, werden diese Substanzen wörtlich bezeichnet.[10] Neuroleptika wirken antipsychotisch und antischizophren, extrapyramidal und parkinsonähnlich bezüglich ihrer Nebenwirkungen, beruhigend, aber auch beeinflussend auf die Dopamin-Rezeptoren.[11]

---

[9] Bangen, Hans, Christian: Geschichte der medikamentösen Therapie der Schizophrenie, S.92.
[10] Vgl., Deniker, Pierre: Die Geschichte der Neuroleptika, in: Linde, O.K. (Hg.): Pharmakopsychiatrie im Wandel der Zeit: Erlebnisse und Ergebnisse; Wissenschaftsanekdotisches von Forschern und ihren Formeln, Klingenmünster 1988, S.119-132, S.123.
[11] Vgl., Bangen, Hans, Christian: Geschichte der medikamentösen Therapie der Schizophrenie, S.92.

III.2. Haloperidol

Letztendlich sind alle Neuroleptika synthetisch hergestellte Medikamente, die sich aus dem Chlorpromazin her ableiten. Nachdem man bereits einige Versuche in den 1950er Jahren an Patienten vollzog und oftmals die extrapyramidalen Nebenwirkungen erkannte, gingen die Forscher davon aus, dass diese der Beweis für ein Mittel gegen Schizophrenie seien. Noch heute ist das Haldol als Präparat mit dem Wirkstoff Haloperidol auf dem Markt. Es ist für die Behandlung von akuten Schizophrenien und Psychosen oft das erste und einzige Medikament, das dem Patienten verordnet wird. 1958 wurde Haloperidol von dem Chemiker Paul Janssen entdeckt und synthetisiert. 1960 geriet es schließlich in den Vertrieb und ist bis heute auf dem Markt. Auch drogenindizierte Psychosen durch LSD, Psilocybin, Amphetamin, Ketamin und Phencyclidin können durch die Gabe von Haloperidol bekämpft werden.

III.3. Delysid (LSD 25)

Das Verabreichen von Psychopharmaka gegen akute drogen-indizierte Psychosen ist genauso alt, wie das Chlorpromazin selbst. Als der schweizer Chemiker Albert Hofmann 1943 versehentlich die halluzinogene Wirkung des LSD entdeckte, war er nur einer unter vielen Chemiker, die im Zeitgeist auf der Suche nach neuen chemischen Substanzen forschten. In den 1950er Jahren begann die schweizer Firma Sandoz mit dem Vertrieb von LSD 25 als Präparat Delysid. Laut eines Beipackzettels diente Delysid zur „seelischen Auflockerung"[12] und zur „experimentellen Untersuchung über das Wesen der Psychosen"[13]. Neben der Beschreibung des Inhaltsstoffes finden sich Erläuterungen zu den Eigenschaften und Vorsichtsmaßnahmen zu dem Gebrauch des Medikaments. Interessant ist jedoch der Hinweis unter dem Punkt „Antidot: Durch i.m. Injektion von 50 mg Chlorpromazin können durch Delysid hervorgerufene Rauschzustände rasch beseitigt werden."[14]

Man wusste demnach bereits über eine nicht unbedeutende Nebenwirkung des Chlorpromazins Bescheid. Auch wenn die Forschungen am Chlorpromazin noch in den Anfängen waren, war dieser kleine, und doch bedeutende Nebeneffekt bereits bekannt.

---

[12] http://www.lsd-25.de/bilder/delysid.gif, (06.02.2011).
[13] Ebd., (06.02.2011).
[14] Ebd., (06.02.2011).

III.4. Die *Finnische Epidemie* und wildes „Umherforschen"

Die Forscher waren auf einem ganz neuen Gebiet angelangt. Neue Derivate und Mittel gegen alle möglichen psychischen Störungen sprossen plötzlich wie Pilze aus dem Boden. Phasein wurde von Clozapin abgelöst, welches jedoch nach der *Finnischen Epidemie* bis auf den US-Markt wieder vom Markt genommen wurde, nachdem 16 Patienten an Granulozytopenie erkrankten und es 8 Todesopfer forderte. Sulpirid wurde schließlich nach einigen Forschungen wieder vom Markt genommen, weil man schlichtweg das Interesse an diesem Stoff verlor.

Das Wissen über das neue „Wunder-Produkt" aus den französischen Chemielabors war gleich Null. Dennoch verabreichte man den Patienten Chlorpromazin, um empirisch festzustellen, wie das Mittel wirkte. Obwohl es einige extrapyramidale Komplikationen mit Temperaturschwankungen bei Tierversuchen gab, verabreichte man es trotzdem auch Menschen. „Wir hatten keine Ahnung, was Chlorpromazin beim Menschen bewirkt"[15], räumt Pierre Koetschet, einer der damaligen Direktoren des Pharmakonzerns Rhône-Poulenc, einige Jahre später ein.

III.5. Contergan

Dass die Forschung im Bereich der Psychopharmaka nicht immer ohne größere Komplikationen verlief, zeigt der Fall Contergan, der mehr als 3000 Menschen mit verstümmelten Gliedmaßen zur Welt kommen ließ.

III.6. Ritalin – Das Kokain der Studenten

In wie fern sind die Neuroleptika gefährlich? Angesichts der zum Teil sehr starken Nebenwirkungen und Begleiterscheinungen haben Neuroleptika ein gewisses Gefahrenpotenzial, was ethische Fragen mit sich bringt. Die Forschungen an den Neuroleptika war und ist noch immer grundlegender Bestandteil einer sicheren und gewissenshaften Anwendung dieser Medikamente. Vielleicht wurde auch noch in jüngerer Vergangenheit der Einsatz von Neuroleptika zu oft zu schnell legitimiert. Das Amphetamin *Methylphenidat,* das als Ritalin auf dem Markt ist, wird Kindern verordnet, die an der Gesellschaftskrankheit Aufmerksamkeits-Defizit-Syndrom (ADS) erkrankt sind, um ihnen beim Lernen zu helfen. Normalerweise erzeugen „Kokain und die Gruppe der Amphetamine Konzentrationssteigerung, Wachheit, Euphorie und verbessern die körperliche

---

[15] Bangen, Hans, Christian: Geschichte der medikamentösen Therapie der Schizophrenie, S.78.

Leistungsfähigkeit"[16]. Bei der Diagnose einer Hyperaktivität jedoch wirken diese Stoffe quasi umgekehrt, also nicht aufputschend, sondern beruhigend. Das Präparat wird zwar mittlerweile nach Einsicht und langem Zögern Schritt für Schritt zumindest in Deutschland weniger verschrieben. In den USA wird Ritalin jedoch weiterhin bedenkenlos verordnet. Breite kontroverse Diskussionen zwischen Eltern, Lehrern, Psychologen, und Ärzten um das Produkt, seine Nebenwirkungen und Langzeitfolgeerscheinungen änderten letztlich nicht viel. Oft gibt es (noch) kein anderes Präparat, das diese Art von Krankheit heilen kann und den verschreibenden Ärzten bleibt daher keine andere Wahl als den Kindern diese Amphetamine zu verschreiben.

Ein nicht-pharmazeutischer Versuch ADS-kranke Kinder zu therapieren wurde von Psychologen und Sozialtherapeuten in den Alpen gestartet. Die Kinder sollen die Ruhe in den Bergen genießen, Wandern steht auf der Tagesordnung, es werden Aufgaben innerhalb der Gruppe verteilt, und klare Regeln müssen eingehalten werden. Die Aufenthaltsdauer beträgt mehrere Wochen und ohne Eltern. Oft wird jedoch nach der Therapie auf das Mittel wieder zurückgegriffen, wenn die Kinder wieder in ihr alltägliches Umfeld zurückkehren.

Das Problem liegt häufig auch im Missbrauch des Präparats. Eltern verordnen quasi als medizinischer Vertreter innerhalb der Familie das Medikament weiter. Selbst wenn die vom verschreibenden Arzt regulär angeordneten Pausen der medikamentösen Therapie beginnen sollten, werden diese mit einer anhaltenden Einnahme nicht eingehalten. Das Medikament stellt die „Zappelphilippe" ruhig. Das bringt Ruhe ins Haus und die scheinbar heile Welt kehrt in die Familie zurück.

Doch es gibt nicht nur selbsterklärte Ärzte unter den Eltern. „Ritalin sei die neue Modedroge unter Studenten – viele nähmen es, weil sie sich damit besser konzentrieren könnten. In Amerika sei jeder vierte Student und sogar jeder fünfte Professor auf der Pille"[17]. Aussagen wie diese zeigen, dass sich bestimmte Probleme mit Ritalin einfach beheben lassen. Lernstress oder Konzentrationsschwierigkeiten werden einfach ausgeschaltet und bei der nächsten Klausur stimmt die Note. Eine sehr gefährliche Situation macht sich hier auf. Das Medikament kommt auf den illegalen Schwarzmarkt und als Droge in den Handel. Es nimmt Einzug in der Uni, im Büro und in Diskotheken. Ist es bereits im Alltag angelangt? Ist Ritalin das moderne Kokain, das sich auf einer Grauzone bewegt? Zwischen Illegalität und Legalität,

---

[16] Benkert, Otto: Psychopharmaka. Medikamente-Wirkung-Risiken, S.113.
[17] *Ich bin ein Zombie, und ich lerne wie eine Maschine.* (http://www.zeit.de/campus/2009/02/ritalin) ; (07.02.2011).

zwischen irrealer Welt und Realer? „Gerald Hüther Professor für Neurobiologie an der Psychiatrischen Uni-Klinik Göttingen (...) erklärt, dass Ritalin eigentlich nichts anderes ist als Kokain."[18] Kokain und Amphetamin fallen unter das Betäubungsmittelgesetz und sind verbotene Substanzen. Ritalin, das auch zur Stoffgruppe der Amphetamine gehört, ist somit auch illegal. Doch scheinbar fürchten sich viele nicht davor dieses Medikament zu missbrauchen, während sie sich nicht über die Folgen im Klaren sind. Diese können in sehr seltenen Fällen sein:

> „Hyperaktivität, Krampfanfälle, Muskelkrämpfe, choreoathetoide Bewegungen, Exazerbatorische bestehende Tics, Tourette-Syndrom, exogene Psychose (evtl. mit visuellen und taktilen Halluzinationen), depressive Gemütslage, zerebrale Arteriitis, Gefäßverschluss, malignes neuroleptisches Syndrom (MNS), hepatitisches Koma, thrombozytopen. Purpura bei Ritalin, exfoliatische Dermatitis, Erythema multiforme, Anämie. Bei psychotischen Patienten evtl. Verschlimmerung von Verhaltensstörungen und Denkstörungen. Herabsetzung der Krampfschwelle. Erhöhung Ruhepuls, Erhöhung systolischer und diastolischer Blutdruck. Symptome einer Obstruktion bei Patienten mit bekannter Stenose bei Ritalin. Möglichkeit der psychischen Abhängigkeit."[19]

Diese Aufzählung der sehr seltenen Nebenwirkungen zeigt die Brisanz der Gefahr, der sich die Personen aussetzen, die solche Medikamente missbrauchen. Und nicht nur diejenigen, die sie missbrauchen, sondern alle Personen, die Neuroleptika nehmen, sind dieser Gefahr ausgesetzt. Man kann also davon sprechen, dass Neuroleptika aufgrund ihrer zum Teil sehr starken Nebenwirkungen gefährlich für den Menschen sind.

III.7. 3492 Proben in 8 Länder

Man wollte Erfolge sehen und sein neues Produkt global bekannt machen. Deshalb wurden kostenlose Proben verschickt und man wartete auf die Ergebnisse der Forscher. Das Problem war jedoch, dass die Proben willkürlich verschickt wurden. 511 Proben erreichten 35 Pariser Forscher zwischen April und August des Jahres 1951. Einen Monat später bis einschließlich März des darauffolgenden Jahres gingen bereits 3492 Proben in 8 Länder. Niederlande, Belgien, Großbritannien, Schweiz und Italien in Europa; Argentinien in Südamerika und Algerien und Senegal in Afrika. Insgesamt wurden 118 Forscher mit den Proben beliefert.

War dieser weltweite Versandt sinnvoll? Die ersten Erkenntnisse und Beobachtungen kamen quasi aus einem Nebenzimmer innerhalb der Rhône-Poulenc, als ein Mitarbeiter eine Verstärkung des Chlorpromazins von Barbituraten feststellen konnte.

---

[18] Ebd. ; (07.02.2011).
[19] http://www.onlineberatung-therapie.de/psychopharmaka/psychopharmakon/ritalin.html, (06.02.2011).

Es war auch Henri Laborit , der einen „künstlichen Winterschlaf"[20] bei der Verabreichung von Chlorpromazin für größere Operationen erkannte. Jedoch war Laborit immer noch mit seinen Mixturen zugange und behandelte auch nur psychisch gesunde Patienten. Daher gilt er weder als Begründer der psychiatrischer Therapie, noch wird ihm die Behandlung mit Chlorpromazin zugesprochen, weil er in der Wirkung ausschließlich von einer Verstärkung von Barbituraten ausging.

III.8. Sigwald & Bouttier vs. Delay & Deniker

Die Behandlungen psychisch Kranker mit Chlorpromazin begannen im wesentlichen Ende 1951 durch die Psychiater Sigwald und Bouttier. Da beide allerdings mit den Veröffentlichungen ihrer Beobachtungen und Ergebnisse zu lange warteten und diese erst zwei Jahre später herausgaben, wird ihnen heute der Prioritätsanspruch nicht zugesprochen. Dieser gilt heute im allgemeinen dem damaligen Chefarzt des Pariser Krankenhauses St. Anne und Lehrstuhlinhabers an der Universität von Paris Jean Delay und seinem Assistenten Pierre Deniker. Zwar wurden sie nicht von Anfang an mit Proben von Rhône-Poulenc beliefert, jedoch verbreitete sich die Nachricht des unbekannten Stoffes wie ein Lauffeuer. Daraufhin bestellten sie Proben und bekamen die ersten im Februar 1952 ins St. Anne Hospital nach Paris geliefert. Das besondere an ihrer Vorgehensweise war nun, dass sie erstens wussten, dass alle bisherigen Medikamente keine bedeutungsvolle Ergebnissicherung und Heilungseffekte bei schweren manischen Zuständen erbrachten und sie zweitens das Chlorpromazin den Patienten ohne weiteren Substanzen verabreichten. Sie warteten nicht lange mit der Bekanntgabe ihrer Ergebnisse wie ihre Kollegen Sigwald und Bouttier, sondern präsentierten bereits im Mai 1952 ihre Beobachtungen auf einer Jahresfeier der *Societé Médico-Psychologique*. Auf einem Kongress in Luxemburg schließlich gaben sie die bahnbrechenden Resultate im Juli bekannt:

> „Unbeweglich sitzt oder liegt der Patient in seinem Bett, ist blaß und hat die Lider gesenkt. Die meiste Zeit schweigt er. Wird er angesprochen, antwortet er verzögert und langsam mit monotoner, indifferenter Stimme, drückt sich mit wenigen Worten aus und fällt in sein Schweigen zurück. Bis auf Ausnahmen ist die Antwort richtig und angemessen. Es zeigt sich, daß der Patient aufmerksam und zu Überlegungen fähig ist. Aber nur selten ergreift er die Initiative um eine Frage zu stellen. Sorgen, Wünsche oder Neigungen äußert er nicht."[21]

Die Verabreichung lag durchschnittlich bei 100 mg Chlorpromazin am Tag bei 38 Patienten, die an einer Psychose erkrankt waren. Die Beobachtung beschreibt deutlich, wie die

---

[20] Bangen, Hans, Christian: Geschichte der medikamentösen Therapie der Schizophrenie, S.80.
[21] Bangen, Hans, Christian: Geschichte der medikamentösen Therapie der Schizophrenie, S.82.

Patienten stark verlangsamt reagierten und kaum ansprechbar waren. Sollte dieser Zustand das Ergebnis jahrelanger Forschung sein? War dies der Schlüssel zum Erfolg für die Behandlung psychisch Kranker? Es hatte zumindest den Anschein, denn Ende 1952 begann Rhône-Poulenc mit dem Vertrieb von *Largactil* auf dem französischen Markt – die Stecknadel im chemischen Heuhaufen schien endlich gefunden zu sein!

III.9. Die Entdeckung des Antidepressivus

Trotz der Ungewissheit, welche Toxizität, Nebenwirkungen und / oder Begleiterscheinungen das neue Mittel mit sich brachte, erkannte man doch sehr schnell seinen interessanten Nebeneffekt bei depressiven Patienten. Staehlin, der damalige Direktor der Baseler Universitäts-Klinik, verabreichte *Largactil* Patienten, die an Depressionen erkrankt waren und machte folgende Beobachtung bekannt:

> „ [die Patienten] ließen sich mit Largactil in ihrer gesamten depressiven Symptomatik dämpfen; die ängstlich-agitierten Depressionen sprachen auf die Behandlung besser an als die gehemmten, hypochondrischen Formen. Die Kranken waren gelockerter und freier und konnten sich von ihren depressiven Wahnideen und Suizidimpulsen weitgehend distanzieren."[22]

Staehlin hatte somit den antidepressiven Charakter des Chlorpromazins bewiesen. Durch die Verabreichung Chlorpromazins manisch-depressiven Patienten, erkannte er die aufgehellte und gelockerte Stimmung der sonst stark gedämpften Niedergeschlagenheit der Patienten. Das Psychopharmakon *Antidepressivum* war somit entdeckt. Doch der Weg zur Synthese eines reinen Antidepressivums war noch lange hin.

Das blauäugige Verabreichen des Chlorpromazins glich einem weitverbreiteten Menschenversuch – merkwürdigerweise ohne negative Berichte! Alle Beobachtungen und Erfahrungsberichte, die zu jener Zeit an die Öffentlichkeit gelangen, waren stets von positivem Ergebnis. Offensichtlich hatten die Chemiker die Geheimwaffe gegen alle psychischen Probleme gefunden. Man behandelte „neurotische Depressionen, Zwangsneurosen, senile Verwirrtheitszustände, organische Psychosen, alkoholisches Delir, erethische Oligophrenie, Psychopathien, etc."[23] Wurde hier Sabotage betrieben? Hat man Ergebnisse vertuscht der getäuscht?

---

[22] Ebd., S.83.
[23] Ebd., S.84.

III.10. Megaphen und der *Heidelberger Winterschlaf*

Rund ein halbes Jahr später kam am 1. Juli 1953 die chemische Revolution auch in Deutschland an. Die Firma Bayer begann mit dem Vertrieb auf dem deutschen Markt von Chlorpromazin unter dem Namen *Megaphen*. Bereits kurz nach der Einführung in Deutschland wurden auf einer Tagung in Baden-Baden Ende Mai die ersten Ergebnisse der Behandlung mit Chlorpromazin präsentiert. In einer Krankenakte aus der Heidelberger Universitätsklinik steht folgende Beobachtung:

> „Gleich nach der ersten Injektion schliefen die Patienten ein oder dämmerten vor sich hin. Sie sind jederzeit erweckbar und in der Lage, die Mahlzeiten allein einzunehmen oder ihre Notdurft zu verrichten. In den weiteren Tagen blieben die Patienten meist schläfrig. Ein Kranker beschreibt diesen Zustand recht charakteristisch: ‚Es ist alles so weit weg, so unwirklich'. (...) Das Krankenzimmer soll kühl und abgedunkelt sein, und Ruhestörungen sollten nach Möglichkeit vermieden werden. Die Kurdauer ist ausschließlich vom therapeutischen Erfolg und dem von uns gesetzten Ziel abhängig"[24]

Die Beobachtung zeigt, ähnlich wie die von Delay und Deniker beschriebenen Beobachtungen, dass eine gewisse Totenstille in die Krankenhäuser einkehrte. Ähnliche Berichte sind in den Akten der Kliniken Erlangen, München, Mainz und Würzburg zu finden. Bangen nennt es „künstlicher Winterschlaf"[25] und Brink zitiert Ernst Klee, der sich als Journalist in Psychiatrien schlich um über die katastrophalen Zustände in den Anstalten zu berichten mit den Worten: „ob es nicht einfach Bequemlichkeit sei, den Patienten eine ganze Menge Tabletten zu geben."[26]

Die behandelnden Ärzte und das Pflegepersonal in den teils erheblich überfüllten Krankenhäuser waren froh um die chemische Lösung des bereits langanhaltenden Problems. Seit Ende des 2. Weltkrieges waren die Kapazitäten in den Krankenhäusern und psychischen Heilanstalten katastrophal. Bettenmangel herrschte vor und man wusste nicht wohin mit den Patienten. Als nun die Behandlung mit Psychopharmaka Abhilfe dieses Problems anbot, war ein langer stationärer Aufenthalt in den Kliniken nicht mehr von Nöten. Doch es entstand eine Situation des Wiederkehrens der Patienten. Die Kranken kamen in die Heilanstalten, bekamen Psychopharmaka und konnten nach kurzer Zeit wieder entlassen werden. Das hieß zum einen, dass es wieder mehr Platz für andere Patienten gab. Andererseits jedoch blieb die anthropozentrische Intensivbetreuung und die Therapie der Patienten aus, sodass sie nach nicht langer Zeit wieder in die Anstalten zurückkehrten.

---

[24] Ebd., S.98.
[25] Ebd., S.98.
[26] Brink, Cornelia: „Keine Angst vor Psychiatern." Psychiatrie, Psychiatriekritik und Öffentlichkeit in der Bundesrepublik Deutschland (1960 – 1980), in: Fangerau, Heiner, Nolte, Karen (Hgg.): „Moderne" Anstaltspsychiatrie im 19. Und 20. Jahrhundert – Legitimation und Kritik, Stuttgart [12]2006, S.341-360, S.352.

Die Firma Bayer warb für ihr Produkt als Schmerzmittel, Antiemetikum, Schlafmittel, als Mittel gegen Übererregbarkeit bei vegetativer Dystonie, gegen Asthma ,Juckreiz, Depressionen (allgemein) und gegen hypochondrische Symptome.[27] War *Megaphen* ein Mittel gegen alle Beschwerden? Ein Allheilmittel? So scheint es, wenn man sich dieser Breite an Symptomatik bewusst wird, gegen die die Firma Bayer hier das Chlorpromazin zu verschreiben empfiehlt.

III.11. Chlorpromazin – ein neues Beruhigungsmittel wurde entdeckt

> „Zusammenfassend ergibt sich, daß Megaphen bei Schizophrenie eine Wirkung (...) auf Erregung, Aggressivität und Impulsivität ausübt. Die Behandlung verändert damit das Benehmen des Patienten im günstigen Sinne und macht ihn der Beschäftigungstherapie zugänglich."[28]

Man erkannte eine beruhigende Wirkung des Medikaments. Bereits die Barbiturate waren den zeitgenössischen Ärzten ein Begriff. Neben der reinen Psychopharmakotherapie, also der Behandlung psychisch kranker Menschen mit Medikamenten, gewann die Gruppen- bzw. Sozial-, und Einzeltherapie immer mehr an Anerkennung als eine neue Therapieform. Da jedoch oft diese Form der Therapie nicht durchgeführt werden konnte, da es die starke Ausprägung der Krankheit der Patienten oft nicht zu ließ, wurden Beruhigungsmittel verordnet. Diese versprachen einen besseren Zugang zu den Patienten, damit eine Gesprächstherapie überhaupt durchgeführt werden konnte. Nun erkannte man auch eine starke beruhigende Wirkung des Megaphens. Da aber bereits die Barbiturate und Opiate als bisherige Beruhigungsmittel bekannt waren und eingesetzt wurden, musste man neue Kriterien suchen, nach denen man ein neues Beruhigungsmittel charakterisieren konnte.

Man ließ eine Synonymie mit den bisherigen Beruhigungsmitteln nicht auf sich beruhen und teilte die Wirkungsweise schematisch nach Klassen ein. Es ergaben sich hieraus vier Kategorien: 1. Erkannte man, dass Megaphen ebenso beruhigt, wie die Barbiturate oder Opium mit dem Unterschied, dass es nicht gleichermaßen gefährlich ist, es eine geringere Toxizität habe und somit die Suchtentwicklung weniger tangiert; 2. Beruhigt Megaphen auf eine andere Art und Weise, wie die bisherigen Beruhigungsmittel, weil es die intellektuellen Fähigkeiten der Patienten nicht beeinträchtigt; 3. Der spezifische Effekt gegen psychotische Symptome ist neben der beruhigenden Komponente der weitaus wichtigere und interessantere; und 4. Megaphen behandelt die Ursache der Schizophrenie direkt.

---

[27] Vgl. Werbeanzeige Bayer, Balz, Viola: Zwischen Wirkung und Erfahrung – eine Geschichte der Psychopharmaka, S.296.

[28] Bangen, Hans, Christian: Geschichte der medikamentösen Therapie der Schizophrenie, S.104.

Diese systematische Kategorisierung des neuen Medikaments ist zweifelhaft. Die beruhigende Wirkung des Megaphens kann genauso zur Sucht werden, wie die bisherigen Beruhigungsmittel, die Barbiturate oder Opiate. Das Diazepam, bekannt unter dem Handelsnamen Valium, beeinträchtigt die intellektuellen Fähigkeiten auch nicht und ist höchst suchtgefährdend. Die behandelnde Komponente der Schizophrenie ist hier demnach die einzig deutliche.

III.12. Asiatische Kampffische gründeten die suchtgefährdenden *Tranquilizer*

Die Firma Bayer tat alles dafür, die Wirkung von Megaphen so deutlich wie möglich zu beschreiben und für Jedermann bildlich zu veranschaulichen. Hierzu demonstrierte sie 1957 in einem Magazin die Wirkungsweise am Beispiel zweier asiatischen Kampffischen.

Nach der Beigabe von 2 mg Megaphen pro 1 Liter Aquariumwasser stellten sich nach Angaben von Bayer die Kampfeslust der Fische nach 10 Minuten komplett ein, während sie ohne Megaphen direkt aufeinander losgingen und sich bis zum bitteren Ende bekämpften. Dieser merkwürdige Beweis der beruhigenden Wirkung des Präparats, veranlasste US-Amerikaner dazu, eine neue Gruppenbezeichnung zu schaffen: Die *Tranquilizer*.

III. 13. Valium – Mom's little helper

Das Valium, welches als der bekannteste und weltweit am häufigsten vertriebene Tranquilizer ist, wurde in den Jahren zwischen 1960-1980 in der westlichen Welt 2,3 Milliarde Mal verschrieben. Als „Mom's little helper"[29] warb die Firma Miltown in den USA für ihr Beruhigungsmittel, das immer und überall einsetzbar zu sein schien. Ob im Büro, für den gestressten Geschäftsmann oder die Mutter, die die Hausarbeit verrichten musste. Valium war die Hilfe für jegliche Situation.

Kritik an der Menge an Verschreibungen war die Bezeichnung eines Arztes oder die des Patienten. Ein Arzt ist eine Person, die einer anderen Person hilft und zu heilen versucht, wenn diese krank ist. Ein Patient ist eine Person, die Hilfe benötigt. Ist ein gestresster Mensch in einem Büro ein Patient oder braucht er vielmehr ein, zwei Tage Erholungsurlaub? Ist die Mutter beim Verrichten ihrer Hausarbeit eine Patientin oder sollten die Aufgaben eher unter den Familienmitgliedern aufgeteilt werden? Auf der anderen Seite steht der Arzt, welcher einen Patienten an seinen Beschwerden auch als solchen erkennen sollte, erkannte er wohl häufig einen Patienten, der im eigentlichen Sinne keiner war. Es tut sich hier eher die

---

[29] http://www.youtube.com/watch?v=i_KWqzG0wdc (06:29); (06.02.2011).

Vermutung auf, dass Ärzte oder verschreibungsbefugte Personen eher aus Geldgier handelten. Da Verschreibungen den Ärzten einen gewissen Betrag einbringen, erkannten sie wohl oft zu schnell einen Patienten bei den Menschen, die in Wirklichkeit Valium süchtig waren. Die *President´s Advisory Commision on Narcotic and Drug Abuse* deklarierte 1982 Valium als „it's more dangerous and addictive than Cocain or Methamphetamine"[30]. Die große Gefahr der Abhängigkeit wurde erkannt und als hochgradig suchtgefährdent eingestuft. Valium wurde gleichgesetzt mit Kokain und Metamphetamin. Trotzdem kann sich auch im Jahr 2011 jeder mit ein paar Klicks im Internet in Online-Apotheken Valium kaufen – in den USA auch ohne Rezept!

IV. Kritik an den Psychopharmaka. Die Nebenwirkungen gestern und heute

Es ist nicht erstaunlich, dass Kritik laut wurde an den neuen unbekannten Stoffen, die in die menschliche Psycho eingreifen und diese verändern können. Man unterscheidet bei der Kritik an den Psychopharmaka einerseits aus rein medizinischer Sichtweise, das heißt es werden primär die Nebenwirkungen des Medikaments untersucht. Dem gegenüber steht die grundsätzliche Ablehnung gegenüber den Neuroleptika.

IV. 1. Von 2 zu 8 Nebenwirkungen

Während Jean Delay und Pierre Deniker 1952 gerade einmal zwei Nebenwirkungen erwähnten, nämlich dass die Patienten „eine Neigung zu orthostatischer Hypotension und eine antiphlogistische Wirkung mit verminderter Widerstandskraft gegen Infektionen"[31] hätten und ihr Unwohlsein und die leichte Verstimmung auf den gesenkten Blutdruck zurückzuführen seien, wurden 1959 bereits acht offizielle und durchaus wichtige Nebenwirkungen bekannt gegeben. Blutdruckabfall bis hin zur Kollapsneigung, vegetative Begleiterscheinungen wie Schweißausbrüche oder Speichelfluss (u.a.), Magen-Darm-Beschwerden, lokale Reizung des Gewebes, Allergien, Schädigung der Leber, das Parkinsonsyndrom und Depressionszustände.

---

[30] http://www.youtube.com/watch?v=i_KWqzG0wdc (06:48); (06.02.2011).
[31] Bangen, Hans, Christian: Geschichte der medikamentösen Therapie der Schizophrenie, S.85.

IV.2. Die Krise der Nebenwirkungen

Obwohl die USA Vorreiter waren im Hinblick auf die staatlich kontrollierten medizinischen Untersuchungen des Chlorpromazins, ist es erstaunlich, dass dort als eines der wenigen globalen Länder, in denen Chlorpromazin noch vertrieben wird, unter dem Namen Thorazine heute noch immer im Handel ist. Als es im Mai 1954 auf den US-Markt kam, durchlief es mehrere Kontrollen der *Food and Drug Administration* (FDA). Von einer Krise der Nebenwirkungen („side-effects crisis")[32] wurde gesprochen, als die Untersuchungen ergaben, dass Chlorpromazin höchstwahrscheinlich sehr viel stärkere und gravierendere Nebenwirkungen mit sich bringe, als bisher angenommen. Gelbsucht und Störungen der Leberfunktion wurden neben Hautauschlägen und Blutdrucksenkung erwähnt. Doch die extrapyramidalen Begleiterscheinungen waren die wohl folgeschwersten Erkenntnisse, die die Ärzte beobachten mussten: „in erster Linie in der Feinmotorik, insbesondere in der Handschrift"[33] wurde eine Häufigkeit von 86% festgestellt. Dieser hohe Wert sollte zu bedenken geben.

IV.3. Über 50 Nebenwirkungen

Die Nachforschungen auf dem Gebiet der Nebenwirkungen von Neuroleptika erreichten 1969 ihren Höhepunkt mit Manfred Bleuler. Er war der Sohn von Eugen Bleuler, welcher als Präger des Begriffs der *Schizophrenie* anerkannt wird. Außerdem war er damaliger Direktor der Psychiatrischen Universitäts-Klinik Burghölzli und ordentlicher Professor an der Universität Zürich. Insgesamt zählten seine Begleiterscheinungen, Nebenwirkungen und Komplikationen über 50 verschiedene Aspekte auf. Sein Augenmerk richtete Bleuler vor allem auf die Wesensveränderung des Patienten im eigentlichen Sinne und die Gefahr eines irreversiblen extrapyramidalen Syndroms. Die stark ausgeprägten Nebenwirkungen, die Bleuler nannte, erkannten Deniker und Delay bei ihren ersten Darreichungen im Jahre 1953 noch nicht. Für sie waren die schläfrigen Zustände der Patienten keine Nebenwirkung im Sinne einer Begleiterscheinung. Vielmehr erkannten sie die starke Beruhigung der erregten und verwirrten Kranken. Heute warnt die Pharmaindustrie unter anderem außerdem vor dem Malignen Neuroleptischen Syndrom (MNS) , das in 20% aller Fälle tödlich endet.

---

[32] Ebd., S.85.
[33] Ebd., S.86.

IV.4. Patienten-Therapeuten-Beziehung

Was die heutige Kritik an den Neuroleptika anbelangt, ist das Augenmerk außerdem auf die Patienten-Therapeuten-Beziehung gerichtet. Der psychisch kranke Patient bekommt ein Medikament gegen seine Beschwerden verschrieben. Die starken Nebenwirkungen zwingen ihn zu einem Dialog mit dem verordnenden Arzt. Dieser verteidigt jedoch die medikamentöse Behandlung, was eine Diskrepanz zwischen Patient und behandelndem Arzt zur Folge hat. Im Mittelpunkt zwischen beiden Fronten steht nun das Medikament mit seinen starken Nebenwirkungen an Stelle des Patienten mit seinen eigentlichen Beschwerden. Die anthropozentrische Behandlung rückt somit bei Seite. Therapieabbrüche und Enttäuschung sowohl auf Seiten des Patienten, als auch auf Seiten des Arztes sind die klägliche Folge. Das Verhältnis zwischen Arzt und Patienten ist gestört durch das Medikament.

IV.5. Die Antipsychiatrie-Bewegung und ihre Kritik an den Psychopharmaka

Ein weiteres kritisches Organ bildet die sogenannte *Antipsychiatrie-Bewegung*. Bereits um die Jahrhundertwende gab es erste Bewegungen antipsychiatrischer Vereinigungen. Ihren Höhepunkt hatte die Antipsychiatrie in Italien Ende der 1970er Jahre, als man dort begann schrittweise alle psychiatrischen Krankenhäuser zu schließen.

Doch interessant ist die Meinung der Antipsychiatrie-Bewegung gegenüber den Psychopharmaka und ihrem therapeutischen Einsatz. Ihre These lautet folgendermaßen: die Psychiater sehen bei den Beschwerden der Patienten über die Nebenwirkungen der Psychopharmaka eine krankheitsbedingte Folge ihrer Schizophrenie. Es sei der Verfolgungswahn selbst, der die Patienten zu dieser Theorie veranlasse. Ärzte stehen somit im harten Konflikt gegenüber den Antipsychiatern. Ein politischer Machtstreit entsteht, während die Behandlung der Patienten in den Hintergrund rückt.

IV.6. Heute

Es lässt sich über die Jahre hinweg eine deutliche Zuspitzung der Erkenntnis über die Nebenwirkungen der Neuroleptika erkennen. Während man anfangs die Nebenwirkungen des Chlorpromazins noch nicht erkannte, sondern sie als eigentliche Wirkung des Medikaments ansah, sind die Kenntnisse über diese Stoffe heute viel weiter. Es ist uns heute bekannt, dass ein neues Medikament zunächst eine gewisse Forschungsdauer durchlaufen muss, bis es auf den Markt gelangt. Das blinde Verschicken von Proben auf den globalen

Markt führte zu einem willkürlichen Ausprobieren an Patienten. Die negativen Beobachtungen blieben hierbei außen vor. Erst rund 20 Jahre nach den ersten Erprobungen warnte Bleuler vor gravierenden Nebenwirkungen und setzte somit einen Grenzstein in der Geschichte der Untersuchungen auf dem Gebiet der Nebenwirkungen der Neuroleptika. Heute sind die Nebenwirkungen bekannt und werden den Patienten mitgeteilt. Die Zeit der Willkür ist im medikamentösen Bereich passé.

V. Ausblick

Sollte die revolutionäre Entdeckung nun wieder storniert werden? Dabei waren die Forschungen auf dem Gebiet der Chemie innerhalb der Psychiatrie ein wichtiger Beitrag zur so oft in den Hintergrund gelangten Forschung ohne greifbare Ergebnisse für die Außenwelt. Der Fortschritt in der Psychiatrie war im Vergleich zu den anderen medizinischen Disziplinen eher langsam voran gegangen. Die Anerkennung als eigenständige Disziplin der Medizin stellte sich für die Psychiatrie lang als Problem dar.[34] Oft hörte man Kritik von außen und auch aus den Reihen der bereits etablierten *Antipsychiatrie-Bewegung* kamen Zweifel über die Erfolge der Forschung in der Psychiatrie auf. 1988 wurde der offizielle Vertrieb von Megaphen in Deutschland wieder eingestellt, wohin gegen in den USA noch 2011 Thorazine verschrieben wird. In der *Roten Liste 2005* findet sich Chlorpromazin als Propaphenin wieder.[35] Es war bis einschließlich 2006[36] das einzige Präparat, das den Wirkstoff enthielt. In der aktuellen *Roten Liste 2011* wird kein Medikament mit dem Wirkstoff Chlorpromazin mehr aufgeführt. Aufgrund der mittlerweile erkannten lebertoxischen Nebenwirkungen wird es wohl in nächster Zeit auch in den USA und den übrigen Ländern, in denen es noch vertrieben wird, vom Markt genommen werden.[37]

Heut greift die Medizin wieder zurück auf den Wirkstoff Promethazin. Das Präparat heißt Atosil und wird von der Firma Bayer hergestellt. Es ist wie oben unter II.2. beschrieben ein Stoff, der noch die selbe Grundstruktur wie Chlorpromazin aufweist, aufgrund seiner chemischen Reinigung jedoch nicht mehr lebertoxisch ist. Nach der langen Nutzungsphase

---

[34] Vgl., Ebd., S.88.
[35] Rote Liste 2005, 71 243 Propaphenin.
[36] In der Roten Liste 2007 ist es noch aufgeführt, da die Daten aus dem Jahr 2006 entnommen wurden.
[37] Die meisten Länder haben den Vertrieb 2011 eingestellt, darunter zählen u.a. Griechenland, Kanada, Skandinavien (außer Schweden) und Süd-Afrika. In Brasilien, Bulgarien, Polen, Italien, Schweden, USA und Groß-Britannien ist es jedoch noch im Vertrieb.

des Chlorpromazins hat man nun wieder einen Rückschritt gemacht und greift eher zurück auf einen Stoff, den es bereits vor der Synthese von Chlorpromazin gab.

Hat man den Einsatz von Chlorpromazin in Deutschland mehr als dreißig Jahre lang als einen großen Menschenversuch vollzogen? Die Psychiater und behandelnden Ärzte waren auf der Suche nach der Stecknadel im chemischen Heuhaufen, um psychisch kranken Menschen zu helfen und sie zu therapieren. Aber hatten sie seit den Anfängen eine gewisse Erwartung an das Medikament? Oder erkannten sie die Ergebnisse eher beiläufig? Immerhin sind die negativen Resultate nie ans Licht der Öffentlichkeit gelangt. Waren die Beobachtung vielleicht eher fragwürdig und man sah einen vermeintlichen Erfolg in der Chemie, die als glanzvoller Partner plötzlich ganz eng an der Seite der Psychiatrie stand? Die Konjunktur in der Chemiebranche als Nutznießer boomte.

Es waren stürmische Zeiten für die Psychiatrie des 20. Jahrhunderts. Trotzdem ist rund 60 Jahre nach der Entdeckung des Chlorpromazins die Forschung auf dem Gebiet der Psychopharmakologie heute noch lange nicht am Ende. Die Anfänge sind also noch nicht vorbei.

VI. Literatur:

Balz, Viola: Zwischen Wirkung und Erfahrung – eine Geschichte der Psychopharmaka. Neuroleptika in der Bundesrepublik Deutschland, 1950-1980, Bielefeld 2010.

Bangen, Hans, Christian: Geschichte der medikamentösen Therapie der Schizophrenie, Berlin 1992, S. 69- 107.

Benkert, Otto: Psychopharmaka. Medikamente-Wirkung-Risiken, München [5]2009.

Brink, Cornelia: „Keine Angst vor Psychiatern." Psychiatrie, Psychiatriekritik und Öffentlichkeit in der Bundesrepublik Deutschland (1960 – 1980), in: Fangerau, Heiner, Nolte, Karen (Hgg.): „Moderne" Anstaltspsychiatrie im 19. Und 20. Jahrhundert – Legitimation und Kritik, Stuttgart [12]2006, S.341-360.

Deniker, Pierre: Die Geschichte der Neuroleptika, in: Linde, O.K. (Hg.): Pharmakopsychiatrie im Wandel der Zeit: Erlebnisse und Ergebnisse; Wissenschaftsanekdotisches von Forschern und ihren Formeln, Klingenmünster 1988, S.119-132.

Laux, Gerd, Dietmaier, Otto: Psychopharmaka. Ein Ratgeber für Betroffene und Angehörige, Berlin-Heidelberg [8]2009.

Rote Liste, Aulendorf 2005.

Rote Liste, Aulendorf 2006.

Rote Liste, Aulendorf 2007.

Rote Liste, Aulendorf 2008.

Rote Liste, Aulendorf 2011.

Tretter, Felix, Albus, Margot: Einführung in die Psychopharmakotherapie. Grundlagen-Praxis-Anwendung, Stuttgart [6]2004.

VI.1. Internet:

http://www.1ameds.net/, (letzter Aufruf 07.02.2011).

http://www.angelfire.com/extreme4/kiddofspeed/echoes/galoperidol_de.html, (letzter Aufruf 07.02.2011).

http://www.lsd-25.de/bilder/delysid.gif, (letzter Aufruf 06.02.2011).

http://www.news-medical.net/health/Haloperidol-What-is-Haloperidol-%28German%29.aspx , (letzter Aufruf 02.02.2011).

http://www.nlm.nih.gov/medlineplus/druginfo/meds/a682040.html, (letzter Aufruf 22.01.2011).

http://www.onlineberatung-therapie.de/psychopharmaka/psychopharmakon/valium.html, (letzter Aufruf 02.02.2011).

http://www.onlineberatung-therapie.de/psychopharmaka/psychopharmakon/liste.html, (letzter Aufruf 02.02.2011).

http://www.onlineberatung-therapie.de/psychopharmaka/psychopharmakon/haloperidol.html, (letzter Aufruf 02.02.2011).

http://www.onlineberatung-therapie.de/psychopharmaka/psychopharmakon/chlorpromazin.html, (letzter Aufruf 02.02.2011).

http://www.onlineberatung-therapie.de/psychopharmaka/psychopharmakon/ritalin.html, (letzter Aufruf 02.02.2011).

http://www.sgipt.org/gipt/hypak/ritalin/rit_inf0.htm, (letzter Aufruf 02.02.2011).

http://www.spiegel.de/wissenschaft/mensch/0,1518,537832,00.html, (letzter Aufruf 22.01.2011).

http://www.youtube.com/watch?v=i_KWqzG0wdc, (letzter Aufruf 22.01.2011).

http://www.zeit.de/campus/2009/02/ritalin, (letzter Aufruf 02.02.2011).